COMPTE RENDU

DE LA CLINIQUE

DES

MALADIES DES YEUX

DU

Dᵣ LANDOLT

Présenté aux membres de la Caisse de secours

1891-1892

COULOMMIERS

IMPRIMERIE PAUL BRODARD

—

1892

COMPTE RENDU

DE LA CLINIQUE

DES

MALADIES DES YEUX

DU

Dr LANDOLT

Présenté aux membres de la Caisse de secours

1891-1892

COULOMMIERS

IMPRIMERIE PAUL BRODARD

1892

COMPTE RENDU

DE LA CLINIQUE

DES

MALADIES DES YEUX

DU

Dr LANDOLT

Présenté aux membres de la Caisse de secours

1891-1892

C'est avec un bien vif plaisir que nous rendons compte du mouvement de notre clinique aux personnes qui y ont pris dans ces derniers temps un si cordial et si généreux intérêt.

Du 1ᵉʳ juillet 1891 au 1ᵉʳ juillet 1892, nous avons enregistré 2830 nouveaux malades. Bien que les réceptions dussent finir tous les jours à 2 heures, les consultations ont souvent duré depuis midi jusqu'à 4 heures. Elles réclament toujours toute la force de travail du directeur ainsi que celle des deux médecins qui l'assistent.

C'est l'examen fonctionnel, comprenant l'acuité

visuelle, la réfraction (lunettes), la perception des couleurs, la direction et les mouvements des yeux (strabisme), ainsi que celui du fond des yeux à l'aide de l'ophtalmoscope, qui prennent le plus de temps.

Mais les soins et le temps consacrés à un examen approfondi ne sont jamais perdus. Le résultat de la correction optique de nos astigmates, qui est supérieur à tous ceux que l'on a publiés jusqu'à ce jour, en est déjà une preuve éclatante. — Nous en trouvons une autre dans l'effet du traitement de l'asthénopie ou faiblesse de la vue, dont les causes si variées et si obscures ne se révèlent qu'à des recherches minutieuses et répétées. — Et l'examen du fond de l'œil, en y montrant la manifestation d'une affection générale, nous a souvent mis à même, non seulement de traiter efficacement le mal local, mais encore la maladie générale qui en était la cause.

La plupart de ces affections et presque toutes les maladies extérieures des yeux ont pu être soignées sans nécessiter l'hospitalisation des malades. Grâce aux moyens de communication si multiples de la métropole, ils peuvent venir se faire soigner à la consultation, puis rentrer à la maison, voire même à leurs affaires.

La *caisse de secours*, instituée l'année dernière, a été à ce point de vue d'une grande utilité. Elle nous a permis de fournir aux indigents les objets de pansement qu'ils n'auraient guère pu se procurer chez eux et l'on comprend l'importance d'un pansement propre et souvent renouvelé sur la marche de la guérison. Les succès particulièrement heureux que nous avons obtenus dans certains cas de blessures et dans des affections réputées incurables sont dus surtout aux principes de l'*antisepsie*, que nous appliquons aussi rigoureusement que cela est possible avec les malades de la consultation.

Les substances dont nous nous servons de préférence dans ce but sont l'*acide borique* en solution concentrée, le *sublimé* à 1 p. 5000, l'*iodol* qui possède les mêmes qualités que l'iodoforme sans en avoir l'odeur insupportable.

Les granulations, affection si rebelle et si délétère pour la vue, ont cédé à l'application énergique et suivie de l'un ou de l'autre de ces remèdes, parfois accompagnée de scarifications, de massages avec l'acide borique en substance, ou de cautérisation à la pierre divine. — Le *massage oculaire* au moyen de pommades diverses nous sert d'ailleurs efficacement dans de nombreuses affections aiguës et surtout chroniques des membranes de l'œil.

Nous avons à enregistrer quelques beaux cas de guérison de la *myopie* chez des enfants, au moyen d'une cure raisonnée d'atropine et de lunettes, puis des cas de *myopie extrême* chez des adultes, compliquée d'affections graves du fond de l'œil. Sous l'influence d'un séjour prolongé dans l'obscurité et d'un traitement général approprié, la vue fortement compromise s'est triplée, quadruplée même, et les malades ont pu reprendre leur travail.

La *chirurgie oculaire* a continué de profiter des bienfaits de l'antisepsie, et les résultats de plus en plus heureux des opérations démontrent les progrès accomplis dans l'application de ces principes.

Avant toute opération importante, nous faisons prendre au malade un ou deux grands bains; sa tête, notamment la figure et les yeux, sont nettoyés à fond avec une puissante solution antiseptique. Nous laissons même un pansement antiseptique pendant 18 heures sur tout œil qui doit subir une extraction de cataracte, avant de procéder à l'opération. Les mains de l'opérateur ainsi que celles des assistants ne sont pas préparées avec moins de rigueur.

A ce propos, nous pouvons signaler une innovation très utile que nous avons introduite dans nos procédés chirurgicaux. Puisque les mains, tout aseptiques qu'elles soient, pourraient encore être contaminées entre le lavage et l'opération, par le contact d'objets non aseptiques, nous les passons dans des *gants* en toile, rendus aseptiques par la chaleur, jusqu'au moment où nous saisissons les instruments.

Ces derniers sont tous stérilisés par le séjour prolongé dans une solution antiseptique (oxycyanure de mercure) ou dans l'*autoclave*. L'autoclave est un fourneau qui produit de la vapeur d'eau, la porte et la maintient aussi longtemps qu'on le désire à une température de 120° à 130°. Aucun organisme, aucun ferment, aucun germe de maladie ne résiste à ce degré de chaleur.

L'*opération du strabisme*, si mal comprise encore et souvent si malencontreusement appliquée, a continué de nous donner de très beaux succès. C'est que nous ne la considérons pas comme le seul et unique traitement du strabisme, mais comme un appui donné à la nature dans sa tendance curative. Cette dernière est réveillée et fortifiée au moyen d'exercices « orthoptiques » multiples. On arrive ainsi non seulement à rendre à l'œil qui louche une direction normale, mais, ce qui est plus important, sa valeur dans la vision binoculaire , son fonctionnement harmonique avec l'autre œil.

L'*opération de la cataracte* a fait cette année le sujet d'un travail très étendu publié par M. Landolt dans les *Archives d'ophtalmologie* [1], ainsi que dans les revues américaines et allemandes. L'auteur arrive à la conclusion que, malgré la facilité que donne à cette opération l'anesthésie locale par la cocaïne, et malgré la sécurité qu'elle doit à l'antisepsie, l'extraction de la cataracte réclame toujours toute la délicatesse et la dextérité du chirurgien et que, s'il avait à ajouter un procédé encore à tant d'autres préconisés dans ces

---

1. Les *Archives d'ophtalmologie*, publiées par MM. Panas, Landolt, Gayet et Badal, p. 401 et suiv., 1892.

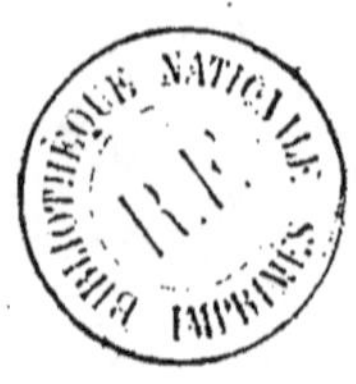

derniers temps, ce serait le « procédé prudent ». Il est facile de terminer rapidement cette opération et d'obtenir parfois un éclatant succès. Le difficile est d'assurer le rétablissement de leur vue autant que possible à tous ceux qui se confient à nous, que leur cataracte soit simple ou compliquée, favorable ou défavorable à l'opération.

Dans la plupart des opérations, même les plus importantes, que nous pratiquons sur les yeux, l'application locale de la *cocaïne* suffit pour amener une insensibilité presque complète. — Pour les opérations très douloureuses et de longue durée nous avons recours au *chloroforme*, plus rarement à l'*éther*. — S'agit-il enfin d'une opération portant sur des parties inaccessibles à la cocaïne, pouvant par suite amener de vives douleurs, mais ne devant pas durer longtemps, nous employons depuis quelque temps, à notre très grande satisfaction, le *bromure d'éthyle*. C'est un anesthésique des plus précieux. Encore moins dangereux que le chloroforme, il a sur celui-ci le grand avantage qu'au bout de deux minutes déjà l'anesthésie est complète et que, si elle ne se prolonge pas au delà de quelques minutes, le malade n'éprouve aucun malaise à son réveil.

Les *mercredis* et *samedis* sont toujours consacrés particulièrement aux opérations, ainsi qu'aux démonstrations cliniques et aux conférences.

Pendant l'hiver M. Landolt donnait, à l'issue des consultations, un *cours pratique de chirurgie oculaire* suivi en partie par des étudiants, mais surtout par des confrères français et étrangers.

Mme P. Naville qui, déjà comme trésorière, rend tant de services à notre œuvre, a bien voulu nous prêter, ces jours les plus chargés, le précieux concours de son œil attentif et de ses mains habiles. Elle a, en outre, prodigué à la maison de santé une multitude d'objets des plus utiles. Nous la prions d'agréer ici l'hommage de notre profonde gratitude.

Après le travail mentionné sur l'opération de la cataracte, nous pouvons citer, parmi les travaux scientifiques sortis de la clinique, des *recherches sur les mouvements des yeux*. Ce travail a été publié dans un ouvrage offert au savant professeur Helmholtz lors de son jubilé, ainsi que dans les *Archives d'ophtalmologie* (XI, p. 385).

Citons encore une communication faite par M. Landolt à l'Académie de médecine sur l'*abus du mercure dans le traitement des maladies oculaires*, parue également dans le « British medical journal » ;

Un travail sur l'*asthénopie musculaire*, par le Dʳ Landolt (*Arch. d'opht.*, X, p. 509) ;

Un nouveau cas d'achromatopsie totale (*Arch. d'opht.*, XI, p. 202) ;

La paralysie bilatérale des muscles droits externes (*Progrès médical*, 1891, p. 171) ;

L'iritis séreuse et son traitement (*Bulletin médical*, 1891, p. 845).

Les quatre derniers articles, concernant également des observations de la clinique, ont été publiés par M. le Dr Aug. Dufour.

Nous avons d'autre part modifié et créé quelques instruments de chirurgie oculaire. Ce sont : un *kystitome* pour l'ouverture de la capsule lors de l'extraction de la cataracte, une *curette* pour la toilette de l'œil après l'issue du cristallin, un *couteau à deux tranchants* pour la discision, des *ciseaux à double courbure* pour l'énucléation.

En apprenant que pendant l'année passée 18 malades seulement sont restés à la clinique aux frais de la *caisse de secours*, nos donateurs reconnaîtront que nous n'avons pas abusé de leur générosité. Mais leurs dons ont au moins porté de beaux fruits. Les personnes reçues étaient toutes atteintes de maladies très graves et ont toutes quitté la maison guéries.

Trois de nos malades ont été soignés pour des ulcères profonds et étendus de la cornée, une pour une ancienne taie de cette membrane qui, obstruant le champ pupillaire, l'empêchait de voir. Une pupille artificielle (*Iridectomie*) lui rendit la vue.

Une autre excision de l'iris a été pratiquée pour remédier à un enclavement de cette membrane.

Quatre iridectomies ont été faites pour préparer l'œil à l'extraction de la cataracte.

Cinq cataractes, parmi lesquelles une cataracte traumatique, ont été extraites de l'œil avec un succès parfait.

Deux malades étaient atteintes de strabisme, l'une de strabisme concomitant, l'autre de strabisme paralytique. Les deux furent heureusement opérés par la combinaison de l'avancement musculaire avec la ténotomie de l'antagoniste.

Tous ces malades auxquels nous avons pu rendre de si grands services auraient été dans l'impossibilité de pourvoir à leur entretien sans la caisse de secours. Leur liste complète se trouve entre les mains de Mme la présidente et est à la disposition de nos donateurs.

De même que les années précédentes nous avons organisé une petite *fête de Noël* pour les enfants pauvres. Un grand sapin, orné de lumières, égayait la salle de consultation, décorée par les soins de la directrice et de MM. les assistants. Mme la marquise de Pizarro voulut bien faire entendre quelques chants de Noël, puis Mme Landolt distribua aux enfants les cadeaux qu'elle avait préparés avec sa charitable sollicitude, sachant délicatement unir l'utile à l'agréable. La caisse de secours contribuait avec 41.fr. 25 à l'achat de vêtements chauds dont les rigueurs de l'hiver dernier rehaussaient encore la valeur.

D'autres dons nous parvenaient de la part de M. Alexandre Dumas, Mme Chauvet, Mme la comtesse Hallez-Claparède, de Mme Ledoux, de Mme la comtesse de Ludre, de Mme P. Naville, et de Mme Tourgueneff.

Plusieurs dames de notre comité, ainsi que d'autres

amis, n'ont pas dédaigné de venir se réjouir de la joie des enfants et de leurs parents reconnaissants.

Nous avons cru pouvoir employer la somme de 100 francs pour l'*entretien du matériel* et l'achat de quelques meubles pour la salle de consultation des indigents. C'était une contribution aux charges que le directeur s'est imposées personnellement pour la réorganisation de la clinique. Cette réorganisation a pu être prise en main avec plus d'énergie, à cause du renouvellement du bail. Ayant maintenant de longues années devant nous et M. le propriétaire consentant à remettre les appartements à neuf, nous n'avons, de notre côté, reculé devant aucun sacrifice pour perfectionner notre maison de santé à tous les points de vue.

Le compte de la caisse de secours se résume comme suit :

RECETTES : Cotisations.	. . . .	1340 francs.
Dons.	. . . .	2421 —
Ensemble.	. . . .	3761 francs.
DÉPENSES : Pension de malades.	. . .	1260 francs.
Matériel.	. . . .	462 —
Ensemble.	. . . .	1722 francs.

Nous commençons donc l'année avec un fond en caisse de 2039 francs.

Si, pendant cette première année, nous avons été très prudents dans les dépenses de la caisse de secours, c'est que nous n'en connaissions pas encore les ressources. Mais à présent qu'un nombre encourageant de membres adhérents nous assure des cotisations fixes, sans parler des dons qui, nous l'espérons, ne nous feront jamais défaut, nous pourrons recevoir plus de malades gratuitement, améliorer encore le matériel du dortoir et étendre plus largement les bienfaits de l'œuvre aux malheureux qui se présentent chez nous.

Nous sommes toujours profondément reconnaissants aux dames du Comité qui ont pris en main et dirigent avec tant de bienveillance cette caisse de secours, ainsi qu'à tous ceux qui y contribuent d'une façon quelconque. Ils seront toujours les bienvenus s'il leur plaît de visiter la clinique aux heures des consultations.

Nous ne pouvons pas terminer notre compte rendu sans rendre justice à MM. les docteurs Gygax et A. Dufour, qui nous ont toujours vaillamment secondé, et à M. le Dr Antonelli qui a remplacé M. Dufour depuis que celui-ci s'est établi à Lausanne. C'est surtout à M. le chef de clinique Gygax, dont le dévouement et les qualités médicales ont toujours été à la hauteur des circonstances les plus difficiles, que nous tenons à exprimer ici notre vive reconnaissance. M. Dreyer-Dufer, externe des hôpitaux qui, tout en remplissant les fonctions d'un secrétaire intelligent, nous secondait plus d'une fois dans l'examen et le pansement des malades, ainsi que Mme Pérat, l'infatigable directrice de la maison, méritent également tous nos éloges.

Il faut en effet le concours du dévouement de plus d'un pour mener à bien une œuvre aussi complexe qu'une clinique. Nous avons d'autant plus de confiance dans le constant développement de la nôtre qu'elle est favorisée de la bienveillance des personnes auxquelles ce compte rendu est adressé comme un hommage de notre reconnaissance.

Coulommiers. — Imp. P. BRODARD.